DISCARD

SALUD PARA TODOS

las
ENFERMEDADES
INFANTILES

imaginador

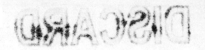

Laura S. Graciani

las
ENFERMEDADES
INFANTILES

TODO LO QUE NECESITA SABER

imaginador

615.882   Laura S. Graciani
LAU   Las enfermedades infantiles. - 1ª. ed. - Buenos
             Aires: Grupo Imaginador de Ediciones, 2002.
             128 p.; 20x14 cm.

             ISBN 950-768-411-5

             I. Título - 1. Medicina Popular-Enfermedades
             Infantiles

I.S.B.N.: 950-768-411-5

Primera edición: 2.000 ejemplares, noviembre de 2002

Se ha hecho el depósito que establece la Ley 11.723
Copyright by GIDESA
Bartolomé Mitre 3749 - Ciudad Autónoma de Buenos Aires
República Argentina

IMPRESO EN ARGENTINA - PRINTED IN ARGENTINA

La información contenida en este libro no debe suplir en caso alguno a la opinión de su médico ni utilizarse para casos de emergencia médica ni para realizar diagnósticos o para concretar tratamientos de enfermedad o condición médica alguna. Se debe consultar siempre y en todos los casos a un médico calificado para el diagnóstico y tratamiento de cualquiera y de la totalidad de los problemas médicos.

Este libro sólo contiene material de divulgación, y ésa es su única finalidad.

Los editores

INTRODUCCIÓN

La manifestación de una dolencia por parte de un niño es motivo de inquietud. Si a eso le sumamos la aparición de señales inequívocas de un proceso infeccioso –como lo son la fiebre, una erupción, la inflamación de los ganglios– nuestra preocupación no tendrá límites. Sin embargo, es fundamental mantener la serenidad y buscar la ayuda de un especialista.

**LA FIGURA DEL MÉDICO PEDIATRA
ES IMPRESCINDIBLE EN ESTOS CASOS.**

Para colaborar con el restablecimiento del enfermo, suministrándole aquellos cuidados que sean necesarios hasta recibir precisas indicaciones del médico, es importante saber cuáles son los primeros síntomas que delatan a las llamadas *enfermedades infantiles*, cómo prevenir infecciones y cómo actuar en casos de accidentes caseros.

Por ello es que surgió la necesidad de este libro, que ahora usted, lector, tiene entre sus manos.

Los editores

PRIMERA PARTE:
MEDICINA PREVENTIVA

- El fantasma de la fiebre
- ¿Qué signos delatan enfermedad en un niño?
- ¿En qué casos un niño no debe asistir a clases?
- Prevenir es curar
- Calendario de vacunación

Asamblea General de las Naciones Unidas
Declaración

Artículo 1°

El niño disfrutará de todos los derechos enunciados en esta declaración. Estos derechos serán reconocidos a todos los niños sin excepción alguna ni distinción o discriminación por motivos de raza, color, sexo, idioma, religión, opiniones políticas o de otra índole, origen nacional o social, posición económica, nacimiento u otra condición, ya sea del propio niño o de su familia.

Artículo 2°

El niño gozará de una protección especial y dispondrá de oportunidades y servicios, dispensado todo ello por la ley y por otros medios, para que pueda desarrollarse física, mental, moral, espiritual y socialmente en forma saludable y normal, así como en condiciones de libertad y dignidad. Al promulgar leyes con este fin, la consideración fundamental a que se atenderá será el interés superior del niño.

Artículo 3°

El niño tiene derecho desde su nacimiento a un nombre y a una nacionalidad.

Artículo 4°

El niño debe gozar de los beneficios de la seguridad social. **Tendrá derecho a crecer y desarrollarse en buena salud; con este fin deberán proporcionarse, tanto a él como a su madre, cuidados especiales, incluso atención prenatal y postnatal.** El niño tendrá derecho a disfrutar de alimentación, vivienda, recreo y servicios médicos adecuados.

Artículo 5°

El niño física y mentalmente impedido o que sufra algún impedimento social debe recibir el tratamiento, la educación y el cuidado especiales que requiere su caso particular.

Artículo 6°

El niño, para el pleno desarrollo de su personalidad, necesita amor y comprensión. Siempre que sea posible, deberá crecer al amparo y bajo la responsabilidad de sus padres y, en todo caso, en un ambiente de afecto y de seguridad moral y material; salvo cir-

cunstancias excepcionales, no deberá separarse al niño de corta edad de su madre. La sociedad y las autoridades públicas tendrán la obligación de cuidar especialmente a los niños sin familia o que carezcan de medios adecuados de subsistencia.
Para el mantenimiento de los hijos de familias numerosas conviene conceder subsidios estatales o de otra índole.

Artículo 7°

El niño tiene derecho a recibir educación que será gratuita y obligatoria por lo menos en las etapas elementales. Se le dará una educación que favorezca su cultura general y le permita, en condiciones de igualdad de oportunidades, desarrollar sus aptitudes y su juicio individual, su sentido de responsabilidad moral y social y llegar a ser un miembro útil de la sociedad.
El interés superior del niño debe ser el principio rector de quienes tienen la responsabilidad de su educación y orientación; dicha responsabilidad incumbe, en primer término, a sus padres.
El niño debe disfrutar plenamente de juegos y recreaciones, los cuales deben estar orientados hacia los fines perseguidos por

la educación; la sociedad y las autoridades públicas se esforzarán por promover el goce de este derecho.

Artículo 8º

El niño debe, en todas las circunstancias, figurar entre los primeros que reciban protección y socorro.

Artículo 9º

El niño debe ser protegido contra toda forma de abandono, crueldad y explotación.
No será objeto de ningún tipo de trata.
No deberá permitirse al niño trabajar antes de una edad mínima adecuada; en ningún caso se le dedicará ni se le permitirá que se dedique a ocupación o empleo alguno que pueda perjudicar su salud o educación o impedir su desarrollo físico, mental o moral.

Artículo 10º

El niño debe ser protegido contra las prácticas que puedan fomentar la discriminación racial, religiosa, o de cualquiera otra índole.
Debe ser educado en un espíritu de comprensión, tolerancia, amistad entre los pueblos, paz y fraternidad universal, y con

> plena conciencia de que debe consagrar sus energías y aptitudes al servicio de sus semejantes.

Los recuerdos de nuestra convalecencia, durante la evolución de las enfermedades que padecimos durante la infancia, no sólo forman parte del anecdotario personal sino que pueden servirnos de guía respecto de lo que nos causaba angustia o nos servía de consuelo en esos trances.

Para mí, la más recordada fue la varicela. Estaba en quinto grado. Se reincorporó una compañera, todavía con granitos, y nadie quería sentarse con ella. Buena samaritana, ahí estuve yo. Y en verdad esta niña había regresado a clases en forma prematura. La evidente consecuencia: caí en cama. El baño de inmersión antes de la visita al pediatra propició que la erupción se multiplicara.

Quince días de reposo y seguía igual: mi cuerpo no tenía defensas suficientes. Una inyección intramuscular ¡y qué dolor! No podía acostarme boca arriba y me sentaba de costado. Perdí la fecha de los exámenes finales y tuve que rendir sola las últimas evaluaciones para pasar de grado. Además, el jarabe sedante que me daban para calmar la picazón, en mí provocaba un efecto inverso (familiarmente llamábamos a esta respuesta adversa "efecto de rebote").

En medio de todo este caos, recuerdo con ternura mis consuelos: la mano de mi abuela, aferrada a las mías y una canción que yo adoraba, y que era lo único que me distraía cuando llegaba la hora del jarabe.

Es importante que los niños se sientan contenidos durante su convalecencia. Nuestras preocupaciones, nuestros temores, deben pasar absolutamente desapercibidos para ellos. Y cuando lean en nuestro ojos deberán ver solamente el amor que los fortalece.

Y aunque la tentación de tener a un pediatra escondido en el botiquín del baño sea muy grande, deberemos resistirla. Y para sobreponernos encontraremos en esta primera parte un marco teórico general, de carácter preventivo, para leer poco a poco y disipar dudas.

El fantasma de la fiebre

La fiebre es un mecanismo de defensa que pone en juego el organismo ante la presencia de un virus, una bacteria, parásitos, etc. Tomando como referencia valores que oscilan entre 35,5° y 37,5° como temperatura corporal normal[1], se dice que un niño tiene fiebre cuando su temperatura axilar supera esta marca.

Cómo se toma la temperatura

Existen distintas zonas del cuerpo en las que se puede tomar la temperatura:

• **Oídos:** con un termómetro especial, sobre todo para bebés.

• **Boca:** generalmente es un grado más alta que la axilar.

• **Recto:** práctica que ha caído en desuso. Generalmente es dos grados más alta que la axilar.

• **Frente:** con apósitos autoadhesivos que contienen un reactivo sensible al calor. La limitación de este método es que usted sabrá que el niño tiene fiebre pero no tendrá constancia de cuánta (y esta es una información vital para el diagnóstico de la enfermedad).

---

[1] Debe tomarse en cuenta además que realizar un esfuerzo físico o estar sometido a una situación de tensión puede provocar alteraciones respecto de los valores presentados como normales.

- **Axilar:** con un termómetro con mercurio, colocado debajo de una de las axilas durante tres o cinco minutos. Es la forma más tradicional y se emplea para todas las edades.

Un truquito de las abuelas: para definir la temperatura de su bebé, si cree que está afiebrado, tómela dos veces seguidas. Si no hay variación entre una y otra comprobación, la fiebre no seguirá ascendiendo.

La fiebre es una alarma. Sabemos gracias a ella que el cuerpo está tratando de defenderse. ¿Pero de qué? Eso ya es asunto del pediatra. Un cuadro febril puede ser causado, en la mayoría de los casos, por una infección viral, bacteriana, o por un proceso inflamatorio.

EL PATRÓN DE FIEBRE VARÍA, ADEMÁS, SEGÚN LA EDAD DEL NIÑO Y LA CAUSA PRODUCTORA DEL AUMENTO DE LA TEMPERATURA.

Por otra parte, en niños mayores de tres meses y hasta los dos años de edad, algunas veces el examen físico debe complementarse con análisis de orina, de sangre, para definir el origen del proceso febril.

La fiebre es un mecanismo de defensa del cuerpo, en rechazo de un agente externo. Por lo tanto, no medique con drogas antipiréticas a su hijo, sin haber consultado antes con un pediatra. Muchas veces al elevarse la temperatura corporal los virus pierden la capacidad de reproducirse. No combata los síntomas de la enfermedad sino sus causas. Esa es la única vía de restablecimiento, rápido y efectivo.

En algunos casos se aconsejan los baños térmicos: recostar al niño en la bañera llena con agua caliente y bajar poco a poco la temperatura. Sin embargo, este procedimiento está contraindicado en el caso de enfermedades eruptivas como la varicela ya que durante el baño de inmersión se propicia el transporte de las secreciones de las pequeñas llagas, que se multiplicarán y en forma, si el niño no tiene defensas.

Además de las enfermedades infecciosas y bacterianas, quemaduras e insolación pueden provocar un aumento de la temperatura corporal. En estos casos, coloque compresas frescas en la frente del enfermo, y asegúrese de que beba líquido para evitar que se deshidrate por un exceso de sudoración.

En todos los casos, evite esperar hasta última hora para realizar una consulta.

¿Qué signos delatan enfermedad en un niño?

Aunque es verdad que no hay dos niños iguales, convendremos en que usted ya sabe lo que es habitual, normal en su hijo. Si llegara a ver alguna de las siguientes alteraciones, no dude en consultar con un especialista.

- Cambios en su conducta alimentaria, inapetencia.
- Decaimiento, somnolencia.
- Respiración dificultosa.
- Irritabilidad.
- Palidez o rubor en exceso.
- Boca seca.
- Mirada vidriosa, ojos hundidos u ojeras.
- Cambios en la cantidad y calidad de las evacuaciones.
- Temperatura elevada o por debajo de lo normal (hipotermia).
- Sensación de dolor.

> *Si usted duda de que su hijo esté enfermo, consulte con un médico: la salud y el bienestar del niño están en juego.*

En caso de....

...dolor abdominal:

· Tome en cuenta si se presentó en forma repentina o si fue un proceso gradual (en intensidad y tiempo).

· No administre calmantes al niño de ninguna especie, ya que podrían enmascarar el cuadro y entorpecer un rápido diagnóstico.

· En caso de náuseas, vómitos o diarrea la consulta con un especialista deberá realizarse en forma URGENTE.

...intoxicación:

· Determine el tipo y la cantidad de producto, como así también en qué momento se produjo la ingesta. Trate además de rescatar el envase y una muestra de la sustancia ingerida.

· Si la sustancia tóxica ha ingresado por la boca, es conveniente provocar el vómito dándole de beber al niño un vaso de agua más bien caliente con tres cucharaditas de sal disueltas en ella. También puede provocar la expulsión introduciéndole un dedo en la boca, irritando la parte posterior de la laringe.

EXCEPCIÓN: en intoxicaciones con ácidos y amoníaco está contraindicada la provocación del vómito.

Recuerde que toda intoxicación necesita de asistencia médica y, en algunos casos, internación del paciente.

Un ejemplo clásico: intoxicación con alcohol

Los niños tiene poca tolerancia a las bebidas alcohólicas (el coñac, el vino, el anís, la cerveza, etc.). Su consumo por parte de los mayores suele ser el móvil de la travesura. Los síntomas de este tipo de intoxicación son fácilmente reconocibles: mareos, congestión del rostro, falta de coordinación al hablar y al caminar.
Lo más recomendable es provocarle el vómito. Recostarlo, darle de beber medio vaso de agua con una cucharadita de bicarbonato de sodio disuelto en ella y dejar que un sueño reparador se encargue del resto.

¿En qué casos un niño no debe asistir a clases?

Más allá de que si el niño presenta fiebre, diarrea, vómitos o denuncia algún dolor la consulta con un pediatra es ineludible; más allá de que la respuesta de cada organismo no es exacta; puede fijarse para algunas de las enfermedades, en función de un tiempo de incubación, cuándo es conveniente que el niño se reintegre a sus actividades.

Ante cuadros virales, el ausentismo escolar encuentra su justificación en un criterio además preventivo, atento al alto grado de contagio de este tipo de enfermedades.

Enfermedad	Tiempo aconsejable para el reposo
Resfríos, gripes y afecciones de vías respiratorias superiores	El período de incubación es corto. Después de un día sin fiebre y sintiéndose restablecido, el niño puede regresar a clases.
Cuadros febriles de origen desconocido	El niño deberá suspender sus actividades hasta tanto se defina el motivo de la fiebre.

Anginas bacterianas sin complicaciones	Dos días de reposo, con tratamiento antibiótico y luego, dos días más hasta que el paciente recupere su energía habitual.
Sarampión	Es conveniente un mínimo de cuatro días de reposo y evaluar la evolución en cada caso.
Varicela	Se recomienda reposo durante una semana o hasta que todas las lesiones estén secas.
Rubeola	Una semana, en principio.
Paperas (parotiditis)	Diez días, en principio.
Hepatitis A	Sin complicaciones, exige no menos de una semana de reposo.
Conjuntivitis	El peligro de contagio persiste mientras los ojos presenten secreciones y enrojecimiento.
Pediculosis	Con los tratamientos químicos que se encuentran actualmente en el mercado en veinticuatro horas el niño puede regresar al colegio.

Diarrea	Se recomienda veinticuatro horas de reposo, una vez que se ha estabilizado al paciente.
Otitis	Dos días, a partir del inicio del tratamiento, cuando el niño ya no presente dolor ni fiebre.

En todos los casos se evaluará el estado general del niño y será el pediatra quien establezca el período de reposo, atento a la evolución del paciente.

Prevenir es curar

Eso decían las abuelas y no estaban tan erradas. Existe una serie de normas de higiene, de precauciones, que podemos tomar en cuenta para no exponer al niño. Esto no significa que se consiga una absoluta inmunidad pero tampoco debería ser nuestro objetivo. Trataremos de evitar que el niño se enferme, y en cuanto presente los síntomas de un cuadro infeccioso, viral, lo asistiremos para que supere este trance de modo que su cuerpo salga fortalecido.

Repasemos algunos consejos:

Cuando son bebés...

· El primer mes de vida es preferible que sólo los miembros más cercanos de la familia y los amigos muy íntimos tengan contacto con el bebé. Un "desfile" de voces, de caras, de mimos puede irritarlo.

· Evite estar en un ambiente cerrado junto con personas afiebradas, con tos, etc. El humo del cigarrillo, además, altera las vías respiratorias y propicia una mayor sensibilidad frente a afecciones respiratorias.

· Si es alguno de los miembros de la familia el que está afectado, será necesario que no bese al niño, y que no se suene la nariz ni tosa cerca de él.

· Toda persona que toque al bebé deberá lavarse antes las manos. De igual forma se aconseja extremar las medidas de higiene en la preparación de leche o alimentos. Y si se cae el chupete, lávelo con agua: en la saliva de un adulto abundan todo tipo de microorganismos.

· Si sale a pasear y duda de la potabilidad del agua del sitio visitado, es preferible que al menos el niño beba agua mineral.

De ahí en más...

· Lávese muy bien las manos después de ir al baño y antes de preparar alimentos.

· Utilice tres tablas diferentes a la hora de cocinar: una, para carnes; otra, para verduras; y la última, para frutas y productos de repostería.

• Solicite turno para realizar una visita al pediatra. Esto le permitirá al médico ordenar las consultas y evitar que la sala de espera se convierta en un ámbito de "intercontagio".

• Si el niño tiene fiebre, diarrea o manchas debe permanecer en la casa. No lo exponga a una convalecencia prolongada llevándolo al colegio ni ponga en riesgo la salud de los otros niños.

¡Atención!

Que los niños tengan un buen estado de ánimo mientras deban permanecer recluidos favorecerá su pronta recuperación.

Veamos un ejemplo en este fragmento de una novela juvenil, escrita por una conocidísima escritora norteamericana:

—Esta niña terminará por enfermarse de aburrimiento —comentó la señora Pecq a la madre de Jack, que la visitaba—. Está nerviosa y cualquier cosa la preocupa. Por ejemplo, el dibujo del papel del cuarto la hace sentirse rodeada de arañas, y no tengo otra habitación donde ponerla ni dinero para cambiar el empapelado de su dormitorio.

La señora Minot miró a su alrededor y comprendió que Jill no se sintiera a gusto allí. Estaba limpia y ordenada, pero era demasiado sencilla, sin cuadros ni adornos.

Jill se encontraba durmiendo en una cama plegable que el doctor Whiting le había enviado y cuyo colchón podía levantarse a voluntad. Lucía muy hermosa con sus largas pestañas negras que contrastaban con el rojo de sus mejillas afiebradas y su lindo pelo suelto sobre la almohada.

—Ánimo, amiga, debemos ayudarnos en esta dura prueba —repuso la señora Minot.

—Así lo haremos, señora —añadió la señora Pecq, estrechando la mano de su vecina.

—Lo que debemos hacer es rodearla de felicidad, y lo demás lo hará el tiempo. Empezaremos desde ahora, así tendrá una grata sorpresa cuando despierte.

Y mientras hablaba, la señora Minot tomó una revista que había traído y recortó varios dibujos coloreados que fijó sobre el papel del muro frente a la cama.

—No se preocupe, vecina. Tengo una idea que creo será beneficiosa para todos, si logro ponerla en práctica —dijo, alegremente, cuando se despidió de la señora Pecq.

Cuando Jill abrió los ojos, la pared desnuda con sus arañas se había transformado en un alegre conjunto de dibujos coloreados.

—¡Qué bonito! —exclamó la niña y preguntó—:

¿Quién los trajo?

—El hada buena que jamás viene con las manos vacías —y la mamá señaló un hermoso racimo de uvas, unas flores y una bata al pie de la cama.

Luego llegaron Merry y Molly Loo, con Boo, por supuesto. Entonces empezaron los comentarios:

—Es buena idea cubrir ese horrible papel con dibujos. Ahora recuerdo que en el desván de mi casa tengo revistas de modas antiguas, que son muy divertidas. Ahora mismo iré a buscarlas y recortaremos —exclamó Molly Loo.

Las niñas se entretuvieron mucho con los antiguos figurines y las hermosas modelos con sus trajes pasados de moda.

—¡Qué linda está esta novia! —exclamó Jill.

—Yo prefiero los elefantes. ¡Cuánto daría por ir de cacería! —añadió Molly Loo.

—¡A mí me gusta más "La clase de baile!" ¡Es tan elegante! ¡Qué lindo seria vivir en un castillo! —agregó Merry.

L. M. ALCOTT, **Jack y Jill**
("La lucha contra el tedio", Capítulo II)

Calendario
de vacunación

El programa de vacunación ha cambiado con el correr de los años no sólo atendiendo al desarrollo de nuevas fórmulas capaces de prevenir más de una enfermedad sino a las necesidades anuales, en relación con las condiciones epidemiológicas de cada país.

*En consecuencia, es imprescindible
consultar con un pediatra
o acercarse a un centro
de vacunación para recibir
el asesoramiento
adecuado en cada caso, atento
a la edad del niño.*

Hecha esta salvedad a continuación le ofrezco un cuadro orientativo con las inmunizaciones específicas requeridas.

Gracias a los avances de la ciencia, se supone que con el correr de los años, esta información sólo tendrá valor anecdótico.

Edad	BCG	Sabín	Triple	Triple Viral (DPT)	Doble	Cuadruple	Hepatitis B
1 mes	1° dosis						1° dosis (recién nacido)
2 meses		1° dosis	1° dosis			1° dosis	2° dosis
4 meses		2° dosis	2° dosis			2° dosis	
6 meses		3° dosis	3° dosis			3° dosis	3° dosis
12 a 15 meses				1° dosis			
18 meses		Refuerzo	Refuerzo			Refuerzo	
Ingreso escolar	Refuerzo	Refuerzo	Refuerzo	Refuerzo			
16 años	Refuerzo				Refuerzo		
Cada 10 años					Refuerzo		

Algunas consideraciones particulares

- La Triple previene la difteria, el tétano y la tos ferina o coqueluche.

- La Cuádruple combina la Triple y la *antihaemophilus influenzae* tipo B.

- La vacunación contra la hepatitis A se recomienda a partir del año y, contra la hepatitis B, desde los primeros días hasta la adolescencia.

- La aplicación de la vacuna contra la varicela se aconseja apenas cumplido el primer año.

- La vacuna antisarampionosa, ante peligro de epidemias, se aplica a partir de los seis meses de vida. Al año, el refuerzo está incluido con la administración de la vacuna Triple Viral.

La vacuna BCG

*Cumple una función preventiva
frente a los trastornos y complicaciones
derivados de la tuberculosis.
Su aplicación se ha generalizado en todo
el mundo, y es especialmente
recomendada por la OMS en aquellos
países donde la incidencia
de esta enfermedad
es más pronunciada.
El aumento reciente de casos
de tuberculosis está ligado
fundamentalmente a pacientes
infectados con el virus del SIDA, quienes
contraen la enfermedad que luego
se propaga entre quienes
tienen bajas defensas.
Hasta los primeros noventa días de
su aplicación puede surgir un nódulo
que presentará secreciones aun pasados
sesenta días. Aunque no requiere
de cuidados especiales es importante
evitar que la zona se infecte
porque la evolución sería más lenta
e incómoda.*

Tenga presente que...

· El mismo día pueden aplicarse distintas vacunas (tal es el caso de las combinadas). Esto no afecta su efectividad ni provoca reacciones adversas.

EXCEPCIÓN: vacuna Sabín
y las vacunas contra el cólera
y la fiebre amarilla.
Se aconseja aplicarlas
separadas por un lapso
de tres semanas.

· Tras la vacunación el niño puede desarrollar sus ACTIVIDADES CON NORMALIDAD.

· Niños prematuros o de menos de tres kilos de peso pueden vacunarse sin inconvenientes. Asimismo si el niño presenta un cuadro febril o diarreico leve, o si está bajo tratamiento con antibióticos PUEDE SER VACUNADO igualmente.

· Para recibir la vacuna Sabín, el niño deberá cumplir en líneas generales[2] con un ayuno de una hora: treinta minutos antes de la aplicación y treinta minutos después. En caso de vómitos, deberá repetirse la dosis.

---

[2] El tiempo de ayuno se ajusta a la edad del niño. Consúltelo en la unidad sanitaria correspondiente o con su pediatra de confianza.

• La mayoría de las vacunas inyectables pueden provocar algún tipo de reacción, siendo las más usuales fiebre, enrojecimiento o hinchazón en el sitio de la aplicación.

En el caso de la Triple, la Cuádruple o la Quíntuple suele aparecer un pequeño nódulo en el sitio de aplicación que se disolverá con el transcurso de las semanas.

La BCG produce además una supuración que deviene luego en una costra y finalmente, en el lapso de tres meses, se convierte en cicatriz.

• Si está embarazada y no ha tenido rubeola[3] es importante que reciba la vacuna correspondiente.

• Es aconsejable que los adultos reciban un refuerzo de la vacuna Antitetánica o de la Doble cada diez años. Si trabaja en labores rurales, es imprescindible.

El marco de inmunidad es el siguiente:
1 dosis . . . . .protección por un año
Refuerzo
al mes . . . . . .protección por cinco años
Segundo refuerzo,
al año . . . . . .protección por diez años

---

[3] Si no recuerda haber tenido la enfermedad un análisis de sangre podrá sacarla de dudas.

· Si por alguna razón hubiera interrumpido el calendario de vacunación, puede reiniciarlo sólo completando las dosis faltantes.

IMPORTANTE

Tenga en cuenta que los planes de vacunación varían a través del tiempo y de país en país, atento a condiciones epidemiológicas particulares.

SEGUNDA PARTE:
LAS ENFERMEDADES
INFANTILES

- **Trastornos frecuentes en los primeros años de vida**
- **Las enfermedades de siempre**

Derechos de los niños hospitalizados

A la vida, sin ningún tipo de discriminación.

A recibir asistencia, cada vez que lo necesite,
sin discriminación por cobertura social.

A no sufrir hospitalizaciones evitables
o innecesariamente prolongadas.

A permanecer junto a su madre desde
el momento del nacimiento.

A estar en compañía de alguno de sus padres
durante la internación.

A ser amamantado por su madre sin restricciones.

A que se calme su dolor.

A que sus padres participen activamente
en sus cuidados.

A ser considerado sujeto de derecho y ser humano
íntegro en todos sus aspectos.

A recibir explicación de los cuidados
que se le van a dar.

A recibir apoyo espiritual y religioso de acuerdo
con la práctica de su familia.

A mantener su escolaridad y disfrutar
de recreación.

A no ser objeto de pruebas o ensayos clínicos
sin consentimiento informado de sus padres.

A protección ante situaciones traumáticas evitables
derivadas de prácticas administrativas
u organizativas inadecuadas.

A recibir todos los cuidados y recursos
terapéuticos disponibles que permitan su curación
o rehabilitación.

A tener información sobre el pronóstico
de su enfermedad.

A la muerte digna, en compañía de su familia.

A la confidencialidad de los datos recogidos
verbalmente o registrados en su historia clínica.

A ser respetado por los medios masivos
de comunicación.

A disfrutar de los derechos contenidos en la
Convención sobre los Derechos del Niño, incorporada
a la Constitución de la Nación Argentina desde 1994.

*(Inspirado en la Carta Europea
de los Niños Hospitalizados)*

Trastornos frecuentes en los primeros años de vida

Dermatitis

Según el diccionario...
Inflamación de la piel.

Síntomas
Enrojecimiento de la piel. Generalmente
aparece en la zona del ano,
los genitales, el cuello o las axilas.

Origen
Cierta predisposición epidérmica.
También puede ser fomentada por el
empleo de alguna sustancia perfumada
o por algún alimento (generalmente, muy
condimentado) ingerido por la madre.
La falta de aseo no es razón preponderante.

¿Qué hacer?

Es importante controlarla ya que, en caso contrario, puede provocar lesiones graves.
Deben eliminarse del vestuario las telas de goma, aunque pueden usarse para proteger los colchones debajo de las sábanas.
Se aconseja asear al niño con frecuencia.
El baño diario, sin embargo, debe ser sustituido por un baño quincenal.

Consejos de la abuela

Es favorable añadir al agua un cocimiento de salvado de trigo con borato sódico: dos manos llenas de borato sódico. Existen en el comercio algunos preparados ya listos para añadir al agua del baño.

Según los casos hay que averiguar si para el cuidado de la piel conviene usar una pomada suave o unos polvos secantes o antisépticos; siempre sólo uno de los dos productos, extendido en una capa muy fina.

Costra de leche

Según el diccionario...

Costra es una cubierta o corteza exterior que se endurece o seca sobre una cosa húmeda o blanda.

Síntomas

Irritabilidad de la piel y descamación de superficies cutáneas (especialmente en la zona de la cabeza). Seborrea.

Origen

Predisposición constitucional a la inflamación de la piel y las mucosas. Otra causa puede ser un exceso de comida en general y especialmente, de leche.

¿Qué hacer?

Es una reacción natural del organismo, que no provoca complicaciones. Con los lavados, poco a poco, puede desprenderse con facilidad, habiendo hidratado la piel con algún producto oleoso.

Consejos de la abuela

Compre una pequeña cantidad de vaselina salicílica al 2%. Con ella se embadurna bien por las noches la parte del cuero cabelludo afectada, cubriendo la cabecita del niño con un gorro lavable. A la mañana siguiente debe engrasarse la cabeza de nuevo, frotándola en forma continua durante unos minutos. A las dos o tres horas se quita la vaselina con cepillado a contrapelo, operación que debe efectuarse con suma delicadeza. La capa de costra ablandada se desprende fácilmente. Después se lava bien la cabeza en el baño con un champú muy suave especial para bebés. Una vez seca la cabeza, se pueden quitar las últimas escamas al peinar al niño. Este método puede repetirse cuantas veces sea necesario.

Regurgitación y vómitos en el lactante

Según el diccionario...

Regurgitar es expeler por la boca, sin esfuerzo o sacudida de vómito, sustancias sólidas o líquidas contenidas en el esófago o en el estómago. En tanto que vomitar es arrojar violentamente por la boca lo contenido en el estómago.

Síntomas

El niño expulsa parte o completamente el alimento.

Origen

En el caso de los lactantes es habitual que, al mamar demasiado, su estómago regurgite parte de la leche. No es signo de salud, como decían las abuelas, sino que el niño se desarrolla sanamente a pesar de ello.

Se considera regurgitación cuando la eliminación bucal de alimentos no supera en cantidad a un buche.

Cuando la expulsión es mayor y además brusca, se habla de vómito.

En el caso de la regurgitación, si esto no se acompaña de otros síntomas y el bebé sigue aumentando normalmente de peso, no es peligroso.

¿Qué hacer?

Darle de mamar durante menos tiempo pero aumentando la frecuencia. En niños que toman ya biberón, una o dos cucharaditas de alguna papilla prepararán su estómago para recibir la leche. En estos casos hay que dar la papilla antes del amamantamiento.

Un lactante que vomita regularmente o en quien la regurgitación se ha vuelto norma debe ser atendido por un médico.

Cólicos en el bebé

Según el diccionario...

Acceso doloroso, localizado en los intestinos y caracterizado por violentos retortijones, ansiedad, sudores y vómitos.

Síntomas

El cólico se presenta generalmente desde las tres semanas de vida. La cara del bebé se enrojece, el niño levanta las piernas, y su llanto es diferente. El cólico puede durar hasta treinta minutos y el llanto persistirá al desaparecer el dolor.

Origen

En los menores de cuatro meses puede presentarse cada veinticuatro horas. Esto lo diferencia de los que presentan niños de más edad y que se asocian a un período de adaptación para que el cuerpo tolere la ingestión de nuevos alimentos.

En lactantes puede ser propiciado por las siguientes causas:

· Dificultades en la técnica de alimentación.
· Raciones abundantes y espaciadas.
· Un incremento en la actividad del hogar.
· Desarrollo anormal del sistema nervioso y del aparato digestivo.

Generalmente no hay una sola causa sino una sumatoria, y por ello es imprescindible la opinión del pediatra.

Los niños que reciben lactancia artificial pueden presentar cólicos extras por el tamaño del orificio de la tetina, que si es muy pequeño aumenta el esfuerzo de la succión con el consiguiente exceso de ingesta de aire.

¿Qué hacer?

En lactantes, los cólicos pueden ser ocasionados por la ingesta de aire durante la succión. Para favorecer que el bebé expulse estos gases (a través del clásico "provechito") conviene hacer pausas durante la alimentación y colocarlo verticalmente muy cerca de nuestro hombro, practicándole suaves palmaditas en la espalda para favorecer la expulsión. Es recomendable realizar este ejercicio en la mitad de la toma (al cambiarlo de un pecho a otro o en la mitad del biberón) y al final.

Para descartar que el problema tenga que ver con el tamaño del orificio de la tetina, incline el biberón: si al llenarse el chupón caen rápidamente gotas de leche, la medida es la correcta.

Por otra parte, si los cólicos se presentan por la tarde y hasta la noche, tal vez tenga que ver con la ansiedad que puede ocasionar al bebé el incremento en la actividad de la casa, ya que en esas horas se reincorporan otros miembros de la familia.

Popularmente se dice que los bebés lloran normalmente unas tres horas por día. La ingestión de aire durante estos episodios puede favorecer la presentación de cólicos.

Sea cual fuere la causa recuerde que los cólicos del lactante son un proceso normal. Por lo tanto:

1. Ármese de paciencia.
2. Ponga en práctica la inducción del "provechito".

3. Practíquele masajes abdominales, dos veces por día, tenga o no cólicos. Juegue con él, moviendo sus piernitas como si estuviera pedaleando una bicicleta; luego, flexione las piernitas hacia el vientre del niño y estírelas repetidas veces.

En pleno cólico...

1. Una vez más: ármese de paciencia. Es importante que el niño lo perciba calmo. Manténgalo cerca de usted y háblele dulcemente.

2. Colóquelo boca abajo, sosténgalo con un brazo sobre el regazo y déle palmaditas suaves en la zona lumbar al tiempo que lo mece.

3. Baje la intensidad de la luz en el ambiente.

4. No le administre ningún remedio salvo indicación médica. La mejor medicina la encontrará en sus brazos.

Diarrea

Según el diccionario...
Síntoma que consiste en evacuaciones
de vientre líquidas y frecuentes.

Síntomas
Aumento del número de deposiciones y,
en algunos casos: fiebre, decaimiento,
inapetencia, dolor abdominal y vómitos.
La consistencia de la materia fecal varía
de blanda a totalmente líquida.
Las complicaciones más frecuentes derivadas de este proceso son:
• Deshidratación, que se evidencia a través de los siguientes síntomas: llanto
sin lágrimas; ojos hundidos; aumento de
la sed; mucosa oral seca o con escasa
saliva; disminución de orina;
somnolencia y decaimiento.
• Incapacidad para metabolizar la lacto-
sa y otros compuestos, ante sensibilidad
de la pared intestinal.

Origen

Tal como decía la definición del diccionario
la diarrea es un síntoma, ¿pero de qué?
De una infección intestinal aguda o gastroenteritis, y se distinguen:
• cuando las bacterias o virus que las
producen provocan inflamación de la pared
intestinal (lo que genera mala absorción de
agua y electrolitos que son eliminados).
• cuando las bacterias implicadas elaboran
toxinas que inducen la secreción activa de
agua y electrolitos en el intestino delgado
y grueso.
Aunque se presenta a cualquier edad,
en los niños representa una de las más
frecuentes causas de mortandad. La
población más sensible está constituida
por niños:
• No alimentados con leche materna o bajo
alimentación deficiente.
• Sometidos a inadecuadas condiciones de
higiene.
• Atendidos con aguas contaminadas.

El agua y los alimentos son los principales agentes de contagio. La falta de higiene –por ejemplo en
las manos al preparar las comidas o al atender al niño–, sus principales aliados.

¿Qué hacer?

Lo más peligroso de la diarrea es la deshidratación. Por ello el niño no debe dejar de tomar la leche materna o dejar de recibir alimentos. Hasta que llegue el médico puede suministrarle además pequeñas dosis, de a cucharaditas, de suero casero[4] o limonada[5], cada media hora.

Siendo la prevención fundamental en estos casos, tenga en cuenta los siguientes consejos:

· Dé pecho al niño durante todo el primer año. La leche materna contiene sustancias que lo protegen contra las infecciones. Siempre está pronta y libre de contaminación en cualquier momento y lugar.

· Utilice agua potable. Si tiene agua de pozo, hiérvala 5 minutos antes de utilizarla.

· Lave bien los alimentos.

· Lávese muy bien las manos, antes de tocar y después de tocar al niño, después de usar el baño, y al preparar los alimentos para toda la familia.

---

[4] Por cada litro de agua hervida y reposada, 8 cucharadas rasas de azúcar y 1 cucharadita de sal.

[5] Receta de limonada alcalina casera: para un litro de agua se pone el zumo de dos limones, dos cucharadas soperas de azúcar, una punta de un cuchillo de bicarbonato sódico y lo mismo de sal común.

Lave también con frecuencia
las manos del niño.
• Lave muy bien las frutas y verduras.
• Utilice tablas distintas para carnes,
frutas y verduras, repostería, y lávelas
muy bien.
• Lave cuidadosamente el chupete
y el biberón, y hiérvalos.
• Mantenga aislado el receptáculo
de la basura.
• Limpie con esmero los sanitarios,
y asegúrese una correcta eliminación
de desechos.
• Proteja los alimentos del contacto con
insectos y animales domésticos.

Si bien la diarrea, con la debida atención, desaparecerá, no así los trastornos de los que es síntoma. El proceso de la gastroenteritis puede extenderse más allá de una semana. Los cuidados específicos, la rehidratación y una dieta adecuada, favorecerán el restablecimiento del enfermo. En las diarreas leves se recomienda beber agua mineral y/o caldos caseros.

EN TODOS LOS CASOS...

· Concurra al servicio médico más cercano.
· En cuanto el pediatra examine a su hijo,
siga atentamente sus indicaciones.
· Evite los remedios caseros
y la automedicación.

Enuresis nocturna

Según el diccionario...

Incontinencia urinaria.

Síntomas

El niño moja la cama durante
la noche.

Origen

El niño orina durante el sueño sin que
medie para ello una cuestión orgánica.
Generalmente la causa es de tipo emocio-

nal o nervioso. Tenga presente que el niño comienza a ser totalmente consciente de sus evacuaciones partir de los dos años y medio.

¿Qué hacer?

Es fundamental que se trate al niño con ternura y comprensión. Cualquier actitud punitiva o de crítica podría ser contraproducente.
También se desaconseja:
· levantar al niño durante la noche para que orine (ya que de esta forma se fomenta el hábito de la micción nocturna).
· La reducción de líquidos.
· Cubrir el colchón con un plástico, colocarle pañales para dormir (ya que eso implica un tácito permiso para orinar allí).

Es importante que consulte con su pediatra para averiguar juntos la causa particular de este trastorno, de manera de hallar la forma más adecuada de ayudar a su hijo.

Las enfermedades de siempre

Escarlatina

> "Miré el libro de mamá y dice que comienza con dolores de cabeza y de garganta y unas sensaciones raras, como las que tengo yo." ¿Reconoce esa voz? Sí, es la de Beth March en el sexto capítulo de la novela de L. M. Alcott, **Mujercitas**.

Según el diccionario...

Es una enfermedad eruptiva, contagiosa y, con frecuencia, epidémica, caracterizada por la presencia de manchas de color rojo subido en la piel, fiebre e inflamación de la garganta.

Síntomas

Aparición de una erupción en forma de puntos rojos en todo el cuerpo pero principalmente en el pecho y la nuca. Se complementa con dolor de garganta, fiebre, inapetencia, debilidad, vómitos, dolor de estómago. Por todo esto, los médicos de antes la definían como "una angina que vomita".

El rostro toma un color rosado y las zonas que rodean a la boca empalidecen. Generalmente la erupción aparece en las axilas, las ingles, y luego se extiende al resto del cuerpo. Su textura es más bien áspera, semejante a lo que conocemos familiarmente como "piel de gallina".

El período de incubación puede extenderse hasta cinco días aproximadamente.

En cuanto la erupción desaparece la piel queda sensibilizada y suele verificarse un proceso de descamación tanto en la cara como en las manos.

Origen

Es una enfermedad contagiosa, producida por una bacteria. Esta bacteria también es productora de cuadros de anginas, impétigo, etc.

Se da preferentemente en niños en edad escolar y adolescentes y en invierno y primavera. La forma de contagio es a través de las secreciones respiratorias.

¿Qué hacer?

Es fundamental el diagnóstico.
No desestime por ello una inflamación
de garganta, y por sobre todo,
no medique al niño.

La administración de antibióticos debe contar con una prescripción médica. En los consultorios médicos se escucha con frecuencia: "Ah, no. Yo cuando tiene unas líneas de fiebre le doy un 'A.' y listo". Ante este testimonio es importante tomar en cuenta que un antibiótico no es un antipirético. Como vimos en la primera parte, la fiebre es una señal de alarma que no debemos desoír. Además los antibióticos, para ser efectivos, suelen tomarse durante una semana, aun cuando los signos de enfermedad retroceden después de dos o tres días. Si usted administra a su hijo dos o tres pastillas solamente lo que provocará es que el cuerpo desarrolle defensas contra esa medicación y la próxima vez que se la administre, aun respetando la toma establecida, no surtirá efecto y el niño deberá recibir una medicación más fuerte todavía.

Para el diagnóstico se tomará en cuenta la edad del paciente, su historia clínica, las situaciones de probable contagio y se procederá a un examen físico y a un cultivo de mucosa de fauces que demora unas cuarenta y ocho horas.

Si se confirma la enfermedad, es probable que el

tratamiento sea a base de antibióticos. Y si bien estando restablecido el niño puede reintegrarse a sus actividades a las cuarenta y ocho horas de iniciado el tratamiento, la toma de antibióticos deberá continuar durante cinco o siete días más, según lo establezca el pediatra, para evitar posteriores complicaciones (tales como la fiebre reumática, afecciones cardíacas, epidérmicas, etc.).

Si bien se dice que contraer la enfermedad inmuniza, ya que la escarlatina es provocada por tres variedades de la misma toxina, cualquiera puede padecerla hasta tres veces.

Papera

Según el diccionario...

Inflamación de las glándulas salivales.

Síntomas

En principio puede confundirse con una gripe, con inflamación de ganglios. El niño presenta un poco de fiebre, malestar general, decaimiento, falta de apetito, irritación de la garganta (que toma un color rojizo), hinchazón dolorosa de las glándulas salivales, que comprenden las parótidas –entre la oreja y mandíbula– y submaxilares. Esta enfermedad es conocida también como parotiditis, ya que son las parótidas las que provocan el característico abultamiento. Pueden verse afectadas las glándulas de ambos lados o sólo uno. También el cuadro puede completarse con vómitos, dolor de cabeza y abdominal.

Con la evolución de la enfermedad se hace difícil la masticación o simplemente tragar. En virtud de la relación que existe entre la garganta y el aparato auditivo, puede presentarse también dolor de oídos. La hinchazón puede deformar temporalmente la cara hacia los ojos, hacia el cuello, o en ambas zonas.

En líneas generales suele ser una enfermedad leve. Si el niño denuncia dolor de cabeza, rigidez de la nuca y vómitos, repita la consulta con el pediatra pues podría tratarse de una complicación con meningoencefalitis que exige cuidados hospitalarios.

El período de contagio se inicia hasta dos días antes de que la enfermedad se manifieste, y el niño deberá interrumpir sus actividades frecuentes por no menos de diez días, a partir del momento en que se le diagnosticó papera.

Origen

Es una infección viral aguda, sumamente contagiosa, que provoca la inflamación dolorosa de las glándulas salivales. Se transmite a través de tos y estornudos. Otro mecanismo de transmisión común es el contagio directo de gotas de saliva o por medio de objetos contaminados con saliva (vasos, tenedores, cucharas, etc.). La única ventaja: padecer la enfermedad nos inmuniza, por lo que no habrá una segunda vez.

¿Qué hacer?

Los niños menores de un año suelen estar a resguardo de contraer esta enfermedad ya que han recibido anticuerpos durante la gestación a través de la placenta.

En niños en edad escolar la papera se considera una enfermedad leve; pero en el caso de adolescentes y adultos, estos deberán guardar reposo absoluto para evitar que la infección se extienda a otros órganos. Cuando la infección llega a los testículos, el paciente presenta dolores de cabeza y fiebre muy alta.

La caída de un mito

En modo alguno una complicación durante el transcurso de la enfermedad puede generar esterilidad.

El niño deberá suspender sus actividades desde el inicio de los síntomas y durante diez días como mínimo.

El tratamiento es fundamentalmente médico. Se deberá evitar compartir utensilios personales con el enfermo y deberá estar al cuidado de una persona inmune o vacunada. Todos los habitantes de la casa deberán vacunarse. Una mujer embarazada debería evitar el contacto con personas afectadas por papera ya que pone en riesgo a su bebé.

Para suavizar la convalecencia, evite los alimentos ácidos o muy condimentados ya que estimulan el funcionamiento de las glándulas salivales; procure además que el niño beba abundante líquido. Un baño tibio también lo ayudará a eliminar cansancio, tensiones y a soportar mejor tantos días de reposo. Frente al dolor, la administración de analgésicos correrá por cuenta del pediatra.

Los menores de 1 año de edad en su mayoría se encuentran protegidos por los anticuerpos maternos protectores que pasaron durante la gestación a través de la placenta.

Como todo virus, tiene un tiempo de vida acotado. Lo importante es poner en juego aquellas medidas que estén a nuestro alcance, de acuerdo con lo indicado por el pediatra, para aplacar la incomodidad de los síntomas.

Recuerde que...

*La vacuna Triple protege frente
a la rubéola,
el sarampión y la papera. Y es
recomendada también para aquellos
adultos que no la recibieron
durante su infancia.*

Rubéola

Según el diccionario...

Enfermedad infecciosa, contagiosa
y epidémica caracterizada por una
erupción semejante a la del sarampión.

*La palabra rubéola deriva del latín
y significa "rojo pequeño". Hasta que el
virus que la provoca fue aislado en
1814, se la consideraba una variante
del sarampión.*

Síntomas

Son muy similares a los del sarampión,
pero atenuados. Son tan leves que
incluso en un 30-50% de los casos no
son visibles.
Junto a las manchas rojizas, los
síntomas de la rubéola son bastante
similares a los de un síndrome gripal,
con malestar general, fiebre poco
intensa, enrojecimiento de los ojos, dolor
de garganta (faringitis) e inflamación
dolorosa de ganglios alrededor de la

nuca y en la región posterior de las orejas. Este malestar general, provocado por el proceso de incubación del virus, suele presentarse dos o tres días antes de que se manifieste la erupción. Las manchas son más rosadas, más dispersas y de menor duración que en el sarampión; tampoco pican ni duelen. La erupción puede durar unos tres días, sumando un total de cinco días de convalecencia. Las erupciones comienzan en la cara y tórax generalizándose a todo el cuerpo en no más de veinticuatro horas. Por la ambigüedad del cuadro, muchas veces se requiere de un análisis de sangre para confirmar el diagnóstico.

Origen

La rubéola es una infección respiratoria muy contagiosa, provocada por un virus. Es bastante frecuente en niños de edad escolar y benigna en esa edad.

El período de contagio oscila entre uno o dos días, antes de la aparición de la erupción, y se extiende unos seis o siete, después.

Por otra parte, el período de incubación abarca entre diez y veintitrés días (por lo tanto, cumplido ese lapso no debiera desarrollarse la enfermedad).
Se transmite por la vía aérea –a través de estornudos, tos, al compartir pañuelos, vasos, etc.–; pero es menos contagiosa que la varicela y el sarampión.
Cuando el virus ingresa al organismo ataca los glóbulos blancos de la sangre, que a su vez transmiten la infección a las vías respiratorias, la piel y otros órganos.
La única ventaja: sólo se la padece una vez, ya que el enfermo adquiere inmunidad permanente.

¿Qué hacer?

Como todo virus, tiene un tiempo de vida acotado por lo que el tratamiento de esta enfermedad radica en suavizar los síntomas, como si se tratara de un proceso gripal.
Los MEDICAMENTOS antifebriles y antibióticos (ante una infección de origen bacteriano como podría ser un cuadro de otitis o neumonía) SÓLO LOS RE-

CETA EL PEDIATRA. Es importante estar atentos si es que la tos (que pudiera presentarse) persiste durante más de cinco días.
Una vez confirmada la enfermedad, se aconseja que el paciente guarde reposo y, tomando en consideración el alto grado de contagio, debería ser asistido sólo por una persona.
La acción más efectiva es la prevención mediante la vacuna Triple Viral.

Prevenir es vacunar

Debido al alto riesgo de malformaciones durante el embarazo –llamado Síndrome de Rubéola Congénita–, a nivel mundial es una prioridad ser vacunado.

La infección intrauterina por rubéola puede causar malformaciones congénitas múltiples (sordera, retardo del crecimiento intrauterino, trastornos oculares, malformaciones cardíacas, etc.) o aborto (en el primer trimestre).

La vacuna Triple Viral protege frente a la rubéola, el sarampión y la papera. Si bien el calendario de vacunación se aplica a niños, en adultos que no hubieran padecido la enfermedad se recomienda su aplicación.

Los especialistas recomiendan que las mujeres en edad fértil estén inmunizadas contra la enfermedad para evitar el Síndrome Congénito de la Rubéola, o someterse a un análisis antes del embarazo con el fin de detectar la presencia de anticuerpos (defensas) contra la rubéola.

Hasta la octava semana de gestación, si una mujer contrae rubéola corre el riesgo de perder su embarazo o de que el niño, en un 60% de los casos, presente malformaciones congénitas severas (daño cerebral, sordera, cataratas y anomalías cardíacas). Este margen disminuye a un 40% a partir de la doceava semana y a un 10% después de la semana dieciséis; sin embargo, la eliminación de virus continúa por parte del niño hasta el primer año de vida. Los bebés con Síndrome Congénito de Rubéola pueden presentan bajo peso al nacer, diarrea, neumonía y meningitis.

> • *Es conveniente que toda mujer en edad fértil esté inmunizada. Un simple análisis de sangre revelará, por la presencia de anticuerpos, si ya se contrajo la enfermedad.*
>
> • *Para proceder a la vacunación es importante que la mujer no esté embarazada y deberá esperar tres meses antes de quedar embarazada.*

Sarampión

Según el diccionario...

Enfermedad febril, contagiosa y muchas veces epidémica, que se manifiesta por multitud de manchas pequeñas y rojas, semejantes a picaduras de pulga, y que va precedida y acompañada de lagrimeo, estornudo, tos y otros síntomas catarrales.

Síntomas

Los dos primeros días se inicia como un cuadro gripal: fiebre, aumento de la secreción nasal, catarro, tos, enrojecimiento de los ojos, falta de apetito y malestar general.
A partir del tercer día –y hasta el cuarto, aproximadamente– aparece una erupción rojo oscuro por detrás de las orejas, en la línea del pelo, extendiéndose posteriormente a la cara, cuello, tronco y de allí, a todo el cuerpo (después de unos días toman una coloración marrón y descaman). Además, en las encías y la cara interna de las

mejillas pueden verse unos puntitos blancos que se conocen como manchas de Köplik o enantemas (similares a granos de sémola). En general, no pican y suelen desaparecer en 2 a 4 días. Los menores de nueve meses suelen padecerla en forma leve ya que, hasta ese momento, los protegen los anticuerpos de la madre.

El brote dura de cinco días a una semana y la fiebre desaparece unos dos días después de la erupción. En algunos casos, también pueden presentarse trastornos gastrointestinales, tales como diarreas, vómitos o dolor abdominal. Las complicaciones más frecuentes del sarampión son las infecciones bacterianas, como la otitis media o la neumonía, esta última sobre todo entre los lactantes.

Es altamente contagioso: sólo se requiere de contacto por la vía aérea. Un enfermo puede contagiar desde dos días antes de la aparición de la fiebre hasta cinco días después, es decir, durante siete días. El período de incubación del virus es de ocho a doce días, por lo tanto, pasado ese lapso no debiera desarrollarse la enfermedad.

Origen

Es una enfermedad viral severa cuya propagación ha sido controlada gracias a una vacunación efectiva.

El virus que lo provoca se transmite a través del aire, estando próximo a algún infectado, a través de las breves secreciones expulsadas al hablar, estornudar o toser.

La única ventaja: padecerla confiere inmunidad (es decir, sólo puede contraerse una vez).

Generalmente, es una enfermedad que se presenta en la infancia y hasta los cuatro años de edad.

¿Qué hacer?

Como sucede con las enfermedades virales, no hay un tratamiento específico sino acciones tendientes a paliar los síntomas.

Atendiendo al alto grado de contagio, se aconseja una interrupción completa de actividades: el niño debe permanecer lejos de la guardería o colegio por lo menos cuatro días después de la aparición de la erupción.

De acuerdo con el criterio médico, en algunos casos suele administrarse antibióticos para evitar complicaciones por infecciones bacterianas; antipiréticos; gotas para los ojos; y medicación antihistamínica, para disminuir la comezón.

Es importante proteger al enfermo de cambios de temperatura o de corrientes de aire ya que es muy frecuente que se vean afectadas las vías respiratorias.

Consulte siempre al pediatra y siga a pie juntillas sus indicaciones.

Prevenir es vacunar

En la década del sesenta, el sarampión causaba alrededor de 135 millones de casos y la muerte de siete a ocho millones de niños por año, debido a complicaciones respiratorias.

Desde que se implantó la vacunación contra el sarampión de forma generalizada en la población infantil, se evita cerca de un millón de muertes en todo el mundo. La OMS estima que la enfermedad se habrá erradicado en 2007. Por lo pronto, gracias a este plan preventivo los casos que se presentan sólo se dan en forma débil o atenuada.

En ocasiones, la vacuna puede generar reacciones adversas, principalmente fiebre y, con menos frecuencia, sarpullidos. Estos efectos suelen desaparecer a los pocos días de la toma de la dosis.

En el caso de mujeres embarazadas que contraen la enfermedad, durante el primer trimestre, el sarampión compromete la vida del niño y meses después, ocho de cada trescientos presentan malformaciones congénitas.

Varicela

Según el diccionario...

La peste cristal, viruela boba o varicela es una enfermedad contagiosa, aguda y febril, caracterizada por una erupción parecida a la de la viruela benigna, pero cuyas vesículas supuran moderadamente.

Síntomas

El período de incubación abarca aproximadamente quince días. Los primeros síntomas son cansancio, debilidad, fiebre, dolor de cabeza, náuseas y pérdida del apetito. Cuando

se inicia sin fiebre, puede confundirse
con una erupción alérgica.
Posteriormente aparece una erupción
de manchas rojizas y planas, que van
tomando relieve poco a poco hasta
convertirse en ampollas, vesículas
o exantemas[6] que comienzan en la cara
y abdomen y se extienden hacia el resto
del cuerpo –incluso el cuero cabelludo,
los genitales y la boca– durante cuatro
días. Entonces la fiebre baja y las
vesículas comienzan a secarse,
formando una costra que finalmente cae.
A pesar del picor que provocan es importante que el niño no se rasque ya que
una mala cicatrización genera
pequeñas lesiones permanentes
en la piel (cicatrices).
Hasta que las vesículas se secan la
enfermedad es altamente contagiosa, ya
que el líquido de las vesículas contiene
altas concentraciones del virus. También
es transmitida por el aire, con secreciones respiratorias de una persona infectada. En consecuencia el período crítico de
contagio se extiende desde uno o dos
días antes de que la erupción aparezca,

[6] Erupción de la piel, de color rojo más o menos subido, que desaparece momen-
táneamente con la presión del dedo; va acompañada o precedida de fiebre, y ter-
mina con descamación; como el sarampión, la escarlatina, la varicela y otras enfermedades.

y hasta cinco días después de la aparición de las vesículas. Entre las complicaciones que suelen darse con esta enfermedad la más frecuente es la sobreinfección bacteriana de las lesiones. Otras complicaciones infecciosas son menos comunes. También aparece con frecuencia la hepatitis causada por el propio virus de la varicela, y en niños menores de cinco años o personas mayores de veinte, suele aconsejarse un estricto control médico –incluso, internación en algunos casos– para evitar complicaciones neurológicas. Quienes presentan un sistema inmunológico debilitado –ya sea por una enfermedad crónica o por estar recibiendo algún tipo de tratamiento como por ejemplo quimioterapia, corticoides, etc.– son propensos a desarrollar formas severas de varicela, con complicaciones (tales como neumonía, etc.). En adolescentes y adultos, ante determinados cuadros severos, es necesaria la hospitalización, ya que puede ser mortal si las defensas del enfermo son bajas.

Origen

Es una enfermedad contagiosa causada
por un virus. Entre las eruptivas, es la más
frecuente y una de las más benignas.
Suele presentarse en niños menores
de once años, sobre todo entre los dos
y ocho años.
En general se dice que la varicela se
padece una sola vez. Sin embargo se
verifica, en algunos casos, un fenómeno
de reactivación en mayores de sesenta y
cinco años, ya que el virus puede seguir
oculto en el organismo, y repetirse años
más adelante como herpes zóster o zona,
un tipo de erupción vesicular dolorosa
que se da en adultos, y a veces incluso
en niños.

¿HERPES ZÓSTER...?

Si bien se dice que quien ha sufrido
la varicela queda inmunizado, el virus puede
reactivarse y es lo que se conoce como
herpes zóster: una variante de la varicela,
propia de los adultos que consiste en la
reactivación posterior del virus.
Algo más del veinte por ciento de las
personas que han padecido varicela,
desarrollan esta variante de la enfermedad.

¿Qué hacer?

En niños sanos, la varicela es una enfermedad leve y el tratamiento se dirige a reducir el malestar ya que no existe un tratamiento curativo. Solicite al pediatra que le recomiende cremas o lociones para aplicar sobre las ampollas de manera de atenuar la picazón. La enfermedad se extiende por un lapso no mayor a tres semanas.

Dentro de los cuidados caseros se destacan:

- si es un bebé, que esté sin pañales la mayor parte del tiempo posible.
- mantener las uñas del niño cortas y limpias para evitar que se lastime si se rasca.
- es importante crear un clima de tranquilidad para ayudar al restablecimiento del enfermo.

Importante

No suministre al enfermo ningún medicamento que no haya sido indicado por el pediatra.
Por sobre todo, evite las aspirinas ya que ante estos cuadros puede provocar lo que se conoce como Síndrome de Reye (nauseas, vómitos, delirios, y respiración pausada que puede llevar a un coma).

En algunos casos, cuando se distinguen señales de una manifestación severa, suele administrarse antibióticos, sólo bajo prescripción médica, dentro de las primeras veinticuatro horas de iniciada la erupción. De esta forma se consigue reducir el número de exantemas y el período febril.

Los niños recién nacidos cuya madre ha contraído la enfermedad cinco días antes del alumbramiento o dos días después, deben estar bajo estricta supervisión ya que el riego de mortalidad en muy alto.

Prevenir es vacunar

En la Argentina, la varicela afecta aproximadamente a 400.000 niños por año.

La vacuna tiende a evitar la propagación de la enfermedad, sus complicaciones y la reactivación posterior del virus (herpes zóster). Puede administrarse en una única dosis, junto con otras vacunas, y los efectos secundarios suelen ser suaves (enrojecimiento, dolor e inflamación en la zona de aplicación, mareo, fiebre, náuseas).

La vacuna tiene una efectividad de hasta un ochenta por ciento pero no debe administrarse a personas con un sistema inmune débil o a las mujeres embarazadas. En esos casos puntuales es preferible, ante el contagio, fortalecer el organismo con la administración de anticuerpos. En los casos en que a pesar de esta medida preventiva la varicela se manifiesta, el cuadro será mucho más leve.

Los niños con varicela deben permanecer en casa durante cinco días después del principio de la erupción de la varicela o hasta que las lesiones se conviertan en costras.

Además, se pueden y deben emplear vacunas antivaricela en los niños y personas en situación de riesgo.

Aun después de haber tenido contacto con un enfermo, se pueden extremar las medidas preventivas con la aplicación de inmunoglobulina antivaricela, dentro de las 96 horas del contacto.

Coqueluche o tos ferina

Según el diccionario...

Es una enfermedad infecciosa, caracterizada por un estado catarral, con accesos de tos convulsiva muy intensos.

Síntomas

La evolución de esta enfermedad presenta tres fases, claramente reconocibles, cada una de ellas con síntomas que las caracterizan.

Fase I o catarral

· Se extiende por aproximadamente entre siete y catorce días.
· El enfermo presenta tos, estornudos, debilidad, fiebre, y falta de apetito.
· Puede confundirse con un estado gripal o un resfrío, y es el momento de mayor probabilidad de contagio.

Fase II o paroxística

· Abarca unas cuatro o seis semanas.
· El enfermo tiene accesos de tos –con una modalidad espamódica que se conoce como tos quintosa–, seguidos por una inspiración profunda y ruidosa o estridor, preferentemente por la noche.
· Pueden presentarse vómitos, provocados por el exceso de mucosidad y por la irritación de la faringe.

Fase III o convalecencia

· Es el final de la enfermedad, cuando los síntomas comienzan a languidecer, y dura de 2 a 3 semanas. Se caracteriza por una tos persistente, sin accesos.

De fácil propagación, la tos ferina es muy frecuente durante la temporada invernal. El período de incubación oscila entre una y dos semanas. El contagio se da por contacto directo, a través de la saliva, un estornudo o la tos. Muchas veces el diagnóstico se complementa con un examen de laboratorio y/o radiológico. No es una enfermedad para desatender ya que las pausas respiratorias prolongadas y frecuentes, asociadas a episodios convulsivos pueden provocar secuelas neurológicas.

Origen

La tos convulsa o coqueluche es provocada por un germen. Padecerla inmuniza sólo por un período de tiempo relativamente largo (si tomamos en cuenta que el desarrollo de la enfermedad implica no menos de cuarenta y cinco días).

¿Qué hacer?

Lo más importante es que el niño esté bajo supervisión médica. Sólo en casos extremos se procede a la internación del enfermo, con el fin de suministrarle oxígeno y nutrición por sonda con aporte de líquidos con suero endovenoso.

Importante

No administre a su hijo ningún medicamento que no haya sido recetado por el pediatra. Por sobre todo, evite los antitusígenos ya que enmascararían el cuadro.

Prevenir es vacunar

Infórmese sobre los calendarios de vacunación. La vacuna Triple viral o la Cuádruple dan inmunidad contra esta enfermedad.

Poliomelitis

La ONU –Organización de las Naciones Unidas– ha puesto en marcha una campaña con el objetivo de que en el año 2005 se pueda declarar mundialmente la erradicación de esta enfermedad.

Según el diccionario...

La poliomelitis define a un grupo de enfermedades, agudas o crónicas, producidas por la lesión de las astas anteriores o motoras de la médula. Sus síntomas principales son la atrofia y parálisis de los músculos correspondientes a las lesiones medulares.

También se la asocia a lo que se conoce como parálisis infantil: enfermedad infecciosa, contagiosa, que ataca de modo preferente, aunque no exclusivo, a los niños, y cuya manifestación principal es la parálisis fláccida e indolora de los músculos, especialmente los de los miembros.

Síntomas

Esta enfermedad, básicamente, afecta el aparato nervioso. Su gravedad es variable: puede presentarse de manera asintomática o bien generar fiebre, meningitis aséptica, enfermedad paralítica con complicaciones que deriven en el deceso del paciente. Se identifican cuatro etapas básicas en la evolución de la enfermedad:

Etapa I o preparalítica

Se caracteriza por la concurrencia de los siguientes síntomas: molestias en vías respiratorias y aparato digestivo (irritación de garganta, vómitos, etc.); fiebre; inquietud o apatía –cualquiera de las dos manifestaciones–; cefalea; intensa sudoración. En adultos o en cuadros severos se presenta además dolores musculares, y rigidez de la nuca y la espalda.

Etapa II o paralítica

Se caracteriza por la concurrencia de los siguientes síntomas: parálisis de tipo fláccido, de los músculos de uno o más miembros.

Etapa III

La parálisis retrocede pero quedan dañados severamente grupos musculares. En algunos casos, no es posible la recuperación de la motricidad.

Etapa IV

Con la estabilidad, comienza
la rehabilitación de algunos músculos
no tan comprometidos.

Esta enfermedad afecta especialmente a
los niños, y deja secuelas permanentes
como cojera o invalidez. En algunos
casos puede ser mortal.

Origen

Es una enfermedad viral aguda, que
se transmite por vía fecal-oral, al ingerir
sustancias contaminadas por heces
infectadas. Absorbido por el intestino,
el virus pasa al torrente sanguíneo,
y se instala en la médula espinal afectando
su normal funcionamiento y el del cerebro.

¿Qué hacer?

Tomando en cuenta que la poliomelitis
no tiene cura es de vital importancia
cumplir con la administración de vacu-

nas correspondiente. Por lo tanto,
una vez más...

Prevenir es vacunar

Existen dos formas de vacuna:
· Vacuna Salk, desarrollada por el Dr. Jonas Salk
en 1955, inyectable.
· Vacuna Sabín, de administración oral, y la más
difundida en los últimos tiempos.

La vacunación contra la polio es la vía de inmuni-
zación recomendable y se realiza en dosis sucesivas
(entre tres y cuatro, aproximadamente).

En tiempos de guerra es muy difícil
poder cumplir con un plan de
vacunación. No sólo por la irregularidad
de la vida en el lugar del conflicto sino
porque muchas veces los actores
comprometidos no permiten el ingreso
ni garantizan la seguridad de agentes
neutrales encargados de esta tarea.
Por ejemplo, en medio de una guerra
civil en la República Democrática
del Congo, los combatientes
permitieron la vacunación de los chicos
en un período preestablecido de tregua.

En personas que presentan sistema inmunológico debilitado o deprimido –enfermos de SIDA, de cáncer, leucemia, o bajo tratamiento con rayos, quimioterapia, corticosteroides, etc– se recomienda la aplicación de la vacuna Salk, que implica la incorporación del virus ya muerto.

IMPORTANTE

*Ante la aparición de síntomas
de poliomelitis, luego de la vacunación,
asista rápidamente a un servicio médico.*

Meningitis

Según el diccionario...
Es una inflamación de las meninges.

Síntomas
En los niños pequeños los síntomas son: fiebre, rechazo del alimento, irritabilidad, somnolencia, vómitos; mientras en los niños mayores suele presentarse cefalea intensa, molestia ocular, además

de irritabilidad, somnolencia y vómitos. Se observan convulsiones en un 40% de los casos.

Una vez contagiada, una persona puede padecer los primeros síntomas entre los dos y los diez días posteriores al contagio. En ocasiones tiene un comienzo brusco, en otras los síntomas son similares a los de un catarro o una gripe.

Los síntomas más frecuentes y que anuncian la gravedad son los siguientes:

- Fiebre alta
- Dolor de cabeza intenso
- Rigidez de nuca
- Vómitos bruscos
- Somnolencia
- Pérdida de conciencia
- Agitación, delirio, convulsiones
- Manchas de color rojo-púrpura en la piel (si aparecen el pronóstico es más grave, por lo que hay que acudir al médico inmediatamente).

IMPORTANTE

En el caso de que aparezcan debe acudirse urgentemente al centro sanitario más cercano.

Origen

Se trata de la inflamación de las membranas que recubren el cerebro y la médula espinal llamadas meninges. Provocada por una bacteria, es una enfermedad grave que puede dejar secuelas permanentes (retraso psicomotriz, hidrocefalia, parálisis facial, pérdida de audición, ceguera, etc.) o incluso provocar la muerte del niño.

¿Qué es el neumococo?

El neumococo es una bacteria que produce enfermedades muy graves, como la meningitis neumocócica, en especial en los niños pequeños, cuyo sistema inmunológico no está preparado para combatirlo. Las enfermedades provocadas por esta bacteria constituyen un alto porcentaje entre las causas de mortandad infantil. Suelen asociarse a la meningitis cuadros de otitis, sinusiti y neumonía.

A partir de una infección en cualquier parte del cuerpo –nariz, garganta, oídos–, la bacteria pasa al torrente sanguíneo y de allí al cerebro.

Cuando la meningitis es provocada por un virus el foco privilegiado para el contagio es la boca. A pesar de que requiere internación suele ser más leve que la provocada por bacterias y, generalmente, es secuela de otra enfermedad viral (como suele pasar con la papera).

Virus o bacteria, pasan de persona a persona, de mano en mano. También son frecuentes los portadores sanos o asintomáticos: personas infectadas, que retransmiten el virus sin estar enfermas.

¿Qué hacer?

A pesar de que no hay edad para la meningitis, los niños y las personas con sistema inmunológico debilitado o deprimido son la población privilegiada por esta clase de afección.

Cualquier época del año es propicia pero la mayor parte de los casos se presentan en invierno y primavera.

El diagnóstico requiere la práctica de una punción lumbar para obtener una muestra del líquido cefalorraquídeo. A partir de sus análisis se establece si el cuadro es de origen viral o bacterial, y a partir de allí se determina el tratamiento antibiótico adecuado para evitar complicaciones y secuelas posteriores.

Generalmente, es imprescindible la internación del paciente. Detectar la enfermedad precozmente evita complicaciones y, por sobre todo, desenlaces fatales.

Prevenir es vacunar

La vacunación es imprescindible para prevenir esta enfermedad, sobre todo en niños menores de dos años.

La vacuna provoca efectos secundarios leves –inflamación y molestias en el sitio de aplicación, fiebre e irritabilidad– y está contraindicada su administración cuando el niño presenta un estado febril o en personas con el sistema inmunológico débil.

> *La población más sensible son los niños menores de dos años. Como el germen neumococo, por ejemplo, se transmite fácilmente a través de estornudos, besos o contacto personal, las guarderías son espacios privilegiados para este tipo de contagio.*

Ante un caso de meningitis, una vez declarada la enfermedad y establecido su origen, es imprescindible consultar con el médico respecto del tratamiento profiláctico que deberán cumplir quienes conforman el contexto familiar y escolar del paciente.

Mononucleosis infecciosa

Según el diccionario...

Se define como un exceso de monocitos[7] en la sangre, debido a ciertos tipos de infecciones.

Síntomas

Es frecuente que en los niños sea una infección asintomática.
En adolescentes y adultos, por el contrario, los síntomas son bien definidos. Entre los más usuales cabe destacar: pérdida de apetito; debilidad; dolor de garganta; dolor de cabeza; fiebre; inflamación de las glándulas

---

[7] Tipo de leucocito caracterizado por poseer un solo núcleo. Los leucocitos son células blancas o incoloras de la sangre y la linfa, que pueden trasladarse a diversos lugares del cuerpo con funciones defensivas.

linfáticas, generalmente en el cuello,
axilas o ingles; erupción cutánea;
ictericia con piel y ojos amarillos;
agrandamiento del tamaño del bazo
(esplenomegalia).
Es importante el control de estos
pacientes para evitar complicaciones del
tipo neurológicas; pulmonares, rotura de
bazo, anemia, pancreatitis, etc.

Origen

Es una enfermedad viral que afecta al
sistema respiratorio, hígado y sistema
linfático.

La mayoría de los adultos tienen
anticuerpos contra esta enfermedad,
ya que muchos la han padecido siendo
niños en su modalidad asintomática. Con
claros síntomas, puede presentarse desde
los diez hasta los cuarenta años.

Se la conoce como "la enfermedad del
beso" ya que se contrae básicamente por
intercambio salivar, y también por compartir
la comida, toser, o estar en contacto con
objetos contaminados.

Se estima que el período de incubación
oscila entre treinta y cincuenta días.

¿Qué hacer?

El tratamiento es sintomático; es decir que sólo se pueden suavizar los síntomas a través de la medicación que prescribe solamente el médico. En líneas generales se trata de antipiréticos y antibióticos, y se controla un adecuada hidratación.

No existe ninguna medida para impedir la infección. La única precaución es mantener aislado del grupo familiar al enfermo.

El paciente deberá guardar reposo (sobre todo, si tiene fiebre) y sólo podrá reintegrarse a sus actividades en forma paulatina. Aun así, de sentirse fatigado deberá respetar esta demanda de su cuerpo, sin sobreexigirse.

No hay una dieta especial, y es probable que se manifiesten signos de inapetencia. Pero lo más importante es que se mantenga una importante hidratación (al menos ocho vasos de líquido al día, en cuanto haya cedido la fiebre).

Para aliviar el dolor de garganta, pueden hacerse gárgaras con té fuerte o agua salada templada.

Es imprescindible consultar al pediatra si:

· La temperatura supera los 38°.

- El paciente está constipado.
- Si el paciente denuncia dolor en el abdomen, en la zona superior derecha, durante lapsos de cinco minutos o más.
- Si tiene dificultad para tragar.

Se desaconseja el uso de aspirinas: no así paracetamol, para trastornos leves. En líneas generales, el cuadro se desarrollará entre diez días y seis meses. Desaparecidos los primeros síntomas, la fatiga perdura durante algo más de un mes.

Tenga en cuenta que...

El estrés y la fatiga por exceso de trabajo son factores de riesgo para contraer esta enfermedad. Es habitual entre los estudiantes por la falta de descanso.

Hepatitis

El virus de la hepatitis, la causa más importante de afecciones hepáticas, reviste de particular gravedad en los años de la infancia.

Según el diccionario...

Es una inflamación hepática.

• Clase A

Síntomas

Esta infección puede pasar desapercibida, no presentando síntomas, o manifestarse de manera bastante llamativa, comprometiendo seriamente el estado general del paciente.
Dentro de esta segunda modalidad, los síntomas característicos son: fiebre aguda; ictericia (la piel se torna amarillenta); inapetencia; náuseas; diarrea.
En niños pequeños y lactantes arribar al diagnóstico es bastante complejo ya que los síntomas suelen presentarse atenuados.
La hepatitis A fulminante puede hacer necesaria la práctica de un trasplante, dada las lesiones que ocasiona. De todos modos, con las debidas precauciones, estos son verdaderamente casos aislados. De hecho sólo un diez por ciento de los pacientes afectados por

este tipo de hepatitis requiere de hospitalización durante la convalecencia. En todos los casos, serán necesarios estudios de orina y sangre para controlar la evolución de la función hepática y definir el tipo de hepatitis que afecta al paciente.

Origen

Es una infección aguda, de origen viral, que compromete fundamentalmente al hígado.
El período de incubación oscila entre quince y cuarenta y cinco días.
El período de contagio se extiende desde una semana antes hasta una después de que aparezcan los síntomas.
El contagio se da de persona a persona, ya sea por contaminación fecal o ingestión de agua y alimentos contaminados con materia fecal de una persona infectada.
Las manos contaminadas son el vehículo privilegiado para la contaminación de alimentos y bebidas.
Por lo tanto, es imprescindible extremar las medidas de sanidad, la higiene personal, para evitar ésta y otras tantas enfermedades.

¿Qué hacer?

Como en la mayoría de las enfermedades virales, el tratamiento sólo apunta a paliar los síntomas. En este caso el reposo es fundamental, hasta que el niño evidencie claros signos de mejoría y no tenga fiebre.
Es importante vigilar la correcta hidratación del paciente y suministrarle una dieta baja en grasas. Respecto de los alimentos permitidos es imprescindible que consulte con su pediatra quien, tras evaluar el cuadro, lo orientará respecto de las restricciones y permisos.

Prevenir es vacunar

Actualmente contamos con una vacuna para evitar el virus de la hepatitis A. Y por lo expuesto anteriormente, la prevención es la acción más efectiva en contra de este tipo de infecciones.

Generalmente se administra en dos dosis, brindando la primera una protección del 95% y, la segunda, del 100%. Por otra parte, no suelen presentarse otras reacciones adversas más que una leve molestia en la zona de aplicación.

¿Qué pasa cuando tenemos un enfermito en casa? Para asegurar la inmunidad del resto de los integrantes de la familia suele aconsejarse la aplicación de una dosis de gamaglobulina intramuscular una vez confirmado el diagnóstico.

Además el niño no deberá asistir a clases hasta no estar totalmente restablecido y sus compañeritos más próximos deberán recibir la dosis de gamaglobulina para evitar la propagación de la infección.

• Clase B

En la Argentina, esta infección afortunadamente ya no es tan frecuente (no más del 7% de la población la contrae en su modalidad asintomática).

Síntomas

Cuando se manifiesta de manera explícita las señales son las mismas que las de la hepatitis A. Es por ello que los análisis son imprescindibles para diagnosticar el tipo de hepatitis. Lamentablemente, la variedad B produce una infección crónica cuando infecta a niños menores a un año de edad. La gravedad está dada en que esta sensibilidad suele derivar en cirrosis o alguna otra enfermedad con riesgo de muerte.

Origen

También es una infección de origen viral,
sólo que se transmite por contacto,
a través de heridas o mucosas (boca,
vagina, ano); sangre o secreciones de
una persona infectada, especialmente
relaciones sexuales con personas
infectadas o portadores asintomáticos;
transfusión de sangre,
o compartir o reutilizar jeringas o agujas;
por transmisión de madre a hijo, durante
el embarazo o parto.

¿Qué hacer?

Por el momento, no existe cura para
la enfermedad crónica, por lo que, más
que nunca...

Prevenir es vacunar

Cabe recordar una vez más que la vacunación es
GRATUITA y OBLIGATORIA. No exponga innecesariamente a su hijo.

Generalmente la aplicación se cumple en tres veces antes de que el niño cumpla los seis meses de edad.

Cuando la madre es portadora del virus de la hepatitis B se aconseja que el niño reciba con la primera dosis, una de gamaglobulina antes de las doce horas de nacido para disminuir las posibilidades de desarrollar la enfermedad.

Las mujeres embarazadas deben saber si son o no portadoras del virus de hepatitis B, porque los hijos de embarazadas portadoras deben recibir además de la vacuna (la primera dosis antes de las doce horas de nacido) un refuerzo de gamaglobulina.

Como medidas preventivas complementarias:

• si está en contacto con sangre, SIEMPRE utilice GUANTES.

• tenga sexo seguro: utilice PRESERVATIVOS.

TERCERA PARTE:
TRES FANTASMAS
EN LA ESCUELA

- **El fantasma de la pediculosis**
  - **El fantasma de la sarna**
  - **El fantasma de la otitis**

El fantasma
de la pediculosis

Según el diccionario...

Es una enfermedad de la piel, producida
por el insistente rascamiento que motiva
la abundancia de piojos.

Síntomas

Claro y definitivo: picazón, picazón,
picazón en la nuca y detrás de las
orejas, debido a que el piojo inyecta una
toxina en la piel antes de succionar
la sangre.
Por la picazón, el niño se rasca y se
produce una sobreinfección bacteriana
que puede generar lesiones que
requieran un tratamiento antibiótico
(siempre recetado por el pediatra).
Si la infestación es leve la pediculosis
pasará desapercibida.

Origen

Tres son las especies de piojos que afectan al ser humano: Pediculus Humanus Capitis (que es el del que nos ocuparemos en este caso); Pediculus Humanus Corporis (en cualquier parte del cuerpo); Pediculus Humanus Pubis (comúnmente conocidos como "ladillas", en la zona genital).

El diagnóstico se hace a simple vista ya que tanto los piojos como los huevos o liendres se ven a simple vista o con la ayuda de una lupa, bajo luz natural.

Los piojos son insectos que viven sobre el cuero cabelludo y cabellos del ser humano. Miden hasta 2 mm. De su estructura corporal destacamos: seis patas que terminan en pequeñas garras que utilizan para asirse del cabello; un aparato bucal, preparado para la punción o picadura, y succión de sangre.
Su poder reproductivo es altísimo y cada uno vive al menos treinta días.
El contagio se da de persona a persona o tomando contacto con elementos infectados: un peine, una toalla, la almohada,

el borde del asiento de un transporte
colectivo.
La mayor concentración se encuentra
en la nuca pero cualquier zona de la
cabeza donde se encuentre cabello puede
ser propicia para la presencia de estos
parásitos que se nutren de la sangre del
ser humano.
Los huevos eclosionan una vez por semana
y por ello los tratamientos se extienden por
no menos de diez días.

Consejos de la abuela...

Si bien en otros tiempos la falta de higiene y los piojos[8] eran
términos de una ecuación, hoy en
día, este mito ha sido descartado. Ni sucie-
dad ni tinturas los espantan cuando su pla-
to principal, nuestra sangre, les agrada
(porque algunas les gustan más que otras
¡aunque no lo crean!). Por ello, no hay que
mezclar este asunto con clasificaciones so-
cioeconómicas.

[8] En el caso de la ladilla, la falta de higiene sí es un condicionante esencial.

¿Qué hacer?

Para identificar al "enemigo", siga las siguientes indicaciones:
• Observe la cabeza del niño, empezando por las zonas clave (nuca y detrás de las orejas) bajo la luz radiante del sol.
• Revise toda la cabeza, dividiendo la cabellera en mechones con la ayuda de un peine.
• Las liendres son como conitos invertidos, perlados, muy adheridos al pelo (o si prefiere una descripción menos poética, grandes "caspones" que están pegaditos al pelo).

Para erradicar la pediculosis, el tratamiento debe atacar tanto a los piojos como a los huevos.

Consulte con el pediatra respecto de los productos en plaza que sean más recomendables. En líneas generales utilizará champú, lociones o cremas y complementará la tarea de los agentes químicos con un paciente peinado con peine fino de toda la cabellera para eliminar las liendres.

En algunos casos, en las pestañas puede quedar un reservorio de liendres. En ese caso pregúntele a su médico cómo actuar para no dañarlas ni afectar los ojos.

· Desinfecte los objetos personales (peines, cepillos) y la ropa de cama, pañuelos, vinchas de tela, y todo lo que esté usualmente en contacto con la cabeza del niño.

· Salvo indicación del médico, es conveniente que toda la familia utilice el champú específico como prevención.

· Lave toda la ropa, plánchela y guárdela en bolsas de polietileno, mientras dure el tratamiento (entre una semana y diez días) para prevenir una reinfestación.

Y ahora sí, no desespere: la pediculosis suele reaparecer. Por ello, es necesario complementar la higiene con algunas estrategias para disminuir las posibilidades de reinfección. A continuación, dos consejos básicos:

· Uno de los focos de asentamiento es la nuca. Bajar la temperatura de esta zona es generar un ambiente hostil para la instalación de piojos. Para ello se aconseja pelo corto, o recogido en una colita o trenza.

· Cambiar el ph o "el gusto" del pelo. Esto se consigue realizando, después del lavado capilar, un enjuague con vinagre blanco.

Consejos de la abuela...

Hace no poco tiempo, no faltaba quien tratara de curar la pediculosis rociando la cabeza del niño con kerosene. Es sumamente peligroso y se corre el riesgo de intoxicación. Si esta práctica forma parte de una tradición familiar, rompa con ella por el bienestar de su hijo.

Por el contrario, absolutamente inocua es la costumbre de macerar trozos de cuasia amarga en alcohol fino y recorrer las zonas clave de la cabeza con un algodón embebido en esta preparación.

El fantasma de la sarna

Según el diccionario...

Es una afección cutánea contagiosa
provocada por un ácaro o arador,
que excava túneles bajo la piel,
produciendo enrojecimiento,
tumefacción y un intenso prurito.

Síntomas

Pueden afectar cualquier zona del cuerpo
pero las zonas claves son: entre los
dedos; en la cara interna de la muñeca
(donde se toma el pulso); en las axilas;
en el pecho y ombligo; genitales;
tobillos.

En niños pequeños es frecuente
encontrar lesiones en las plantas de las
manos y los pies.

El intenso picor que produce la sarna aumenta durante la noche cuando el cuerpo entra en calor. Al rascarse, el niño
puede lastimarse y de allí derivan
distintos tipos de lesiones y la propagación del eccema al sumarse una
sobreinfección bacteriana.

Origen

La sarna es producida por un ectoparásito[9] llamado Sarcoptes Scabiei, que mide algo más de 0,3 mm de largo.
El contagio se produce por contacto físico, ya sea de persona a persona o a través de ropa o utensilios infectados (aunque esta segunda forma es menos frecuente).
El período de incubación varía en cada persona y puede oscilar entre catorce días y tres meses.
Afecta a niños y adultos por igual, y es más frecuente entre personas con hábitos de higiene deficientes o que viven en condiciones de hacinamiento.

Además de la picazón otro rasgo distintivo de esta enfermedad es la aparición de unas líneas grises que son los surcos que hace la hembra, debajo de la piel, para desovar.

[9] Parásito que vive en la superficie de otro organismo, y que sólo se pone en contacto con un animal o un vegetal en el momento de absorber del cuerpo del huésped los jugos de que se alimenta. De esta forma actúan también el piojo y la sanguijuela.

¿Qué hacer?

La enfermedad se combate con un tratamiento químico. El pediatra es quien debe analizar el cuadro del niño y quien determinará qué producto es el más adecuado en cada caso.

Sólo para tener una idea un tanto vaga, los tratamientos con cremas exigen que toda la superficie corporal (incluso el cuero cabelludo, en niños pequeños) sea untada antes de ir a dormir, sobre la piel limpia y seca, y realizar un baño profundo la mañana siguiente. Se recomienda la aplicación de crema incluso debajo de las uñas.

El tratamiento se extiende durante unos diez días, en tanto que las lesiones tardan no menos de un mes en cicatrizar. Los tratamientos a base de cremas no presentan casi contraindicaciones (se pueden usar durante el embarazo y la lactancia sin que se presenten reacciones adversas). En cambio, son mucho más agresivos aquellos en los que se aplican lociones.

A criterio del médico quedará también la administración de antihistamínicos para aliviar la picazón y el momento adecuado para reintegrarse a la escuela.

Mientras tanto, en el hogar deberán tomarse las siguientes precauciones:
· Lavar y secar al sol TODA la ropa de la familia.
· Utilizar agua caliente y planchar TODO.
· Otra opción es embolsar la ropa que pueda deteriorarse con este trato y dejar pasar una semana sin utilizarla.

El fantasma de la otitis

Otitis media aguda

Es muy frecuente en niños menores a cuatro años.

Según el diccionario

Se define a la otitis como una inflamación del órgano del oído.

Síntomas

Como síntoma fundamental se destaca el dolor de oídos. El cuadro se complementa, a raíz de esta molestia, con: inapetencia; alteración del sueño y de la conducta; agitación; disminución de la audición; fiebre; acumulación o secreción de fluidos en uno o ambos oídos.

Origen

Se entiende por oído medio el espacio que se encuentra detrás del tímpano y su

inflamación, por causa de alguna bacteria, es muy frecuente durante la infancia.
Los virus y bacterias llegan al oído medio a través de la trompa de Eustaquio por la relación que existe entre el aparato auditivo y el respiratorio[10]. Por ello, generalmente esta infección aparece después de algún episodio de catarro. La infección produce fluidos que presionan sobre el tímpano, ocasionando dolor y pérdida temporal de la audición. La mayoría de las otitis medias ocurren algunos días después del niño haber sufrido un catarro.
Decíamos que es una enfermedad frecuente y esto se debe a la trompa de Eustaquio que, al ser estrecha y ubicarse de manera casi horizontal, favorece un drenaje deficiente, lo que propicia edemas e infecciones.

¿Qué hacer?

Ante los primeros síntomas consulte con su pediatra. Empezar un tratamiento es fundamental para el restablecimiento definitivo del niño, evitando secuelas. Res-

[10] La otorrinolaringología es la parte de la medicina que se dedica al estudio de las enfermedades de la nariz, garganta y oídos.

pecto de la aplicación de antibióticos, hay discrepancias. Lo que no se discute es que sólo el médico tiene autoridad para indicar su administración así como también indicar una dosis adecuada de algún analgésico que alivie el dolor. En algunos casos se hace necesaria una intervención quirúrgica en la que se colocan unos tubitos pequeños en la membrana del tímpano, que ayudan a drenar los líquidos, disminuyendo así la presión y el dolor.
En todos los casos se recomienda un seguimiento para verificar que la cura haya sido completa.

NOTA

¿Cuándo hablamos de Otitis media recurrente? Cuando se presentan varios episodios en el término de meses.
Esto se relaciona con una cura aparente de la otitis. Lo que tomamos como un restablecimiento definitivo no es más que un espisodio de normalidad entre crisis. Es muy frecuente entre niños menores a un año.

Favorecen este cuadro:
- Haber recibido menos de tres meses de leche materna.
- Que se fume en su ambiente.
- Factores hereditarios.

Otitis externa (Oído de nadador)

También conocida como "oído de nadador".

Síntomas

Se caracteriza por un dolor agudo del oído. A su vez aumenta la sensibilidad al tacto o solamente, cuando al separarse las mandíbulas, se mueve el lóbulo de la oreja.

Como manifestaciones secundarias puede presentarse picazón antes del dolor y supuración de líquidos (especialmente un pus de color amarillo-verdoso) como también fiebre leve.

Si complementa este cuadro hinchazón o si la cantidad de pus es considerable

puede verse obstruido el canal auditivo
disminuyendo de esta forma la capacidad y calidad de la audición.

Origen

¿Qué se entiende por canal auditivo?
Pues el conducto por el que penetran los
sonidos que hacen vibrar al tímpano. Esta
vibración se traduce a estímulos nerviosos
que el cerebro decodifica identificando una
amplia gradación sonora.
La otitis externa se define como una
infección en esta zona, producto de una
acumulación de agua. Es frecuente entre
niños que se bañan en el río, en el mar o
en natatorios. Pero no siempre está
relacionada con una falta de salubridad de
las aguas ya que el cloro, al resecar la piel,
facilita la infección por bacterias u hongos.
Por eso, son tan frecuentes en temporada
de verano (con el calor, ya sea de
vacaciones, en un club o en una colonia
de vacaciones es raro que el niño se salve
de unos cuantos remojones).
También puede presentarse al utilizar
en la higiene de los oídos hisopos

u objetos pequeños y puntiagudos que,
al utilizarlos sin la debida precaución,
pueden dañar la piel del canal auditivo.
Más allá de las molestias que ocasiona,
su tratamiento es imprescindible, pues la
infección podría extenderse al cartílago
y al hueso alrededor del canal auditivo
provocando una lesión definitiva.
Aunque no es frecuente hablar de un período de incubación, la infección se manifiesta
con un dolor de oídos cuya intensidad aumenta con el paso de las horas.

¿Qué hacer?

Como consejos generales supervise la
limpieza de los oídos del niño para que
no se lastime jugando.
Consulte además con su pediatra, si el
pequeño asiste con regularidad a una
piscina, la conveniencia de utilizar alguna
medicación suave que contrarreste los
efectos adversos del agua clorada.
Generalmente la curación de la otitis
externa exige un tratamiento de no más
de diez días, con medicación, por lo cual
es fundamental la consulta con el

médico. Mientras dure el proceso de curación, el niño deberá suspender sus actividades acuáticas (inclusive se aconseja que los oídos no reciban agua ni siquiera durante la ducha). A pesar de sus trastornos, la otitis externa no es contagiosa.

Consejos de la abuela

Caliente con la plancha un trozo de tela de algodón y aplíquelo tibio contra la oreja del niño. Este calorcito aliviará su dolor hasta que llegue el médico.

En infecciones graves suelen prescribirse antibióticos orales, luego de identificar la bacteria que causó la infección, analizando el líquido supurado por el oído.

Consulte a su pediatra respecto de un calmante para atemperar los dolores hasta que las gotas comiencen a surtir efecto.

Índice

Este libro se terminó de imprimir en
Mundo Gráfico
Zeballos 885 - Avellaneda
Noviembre de 2002